AF496207

ACADÉMIE DE MÉDECINE

QUESTION

DE

L'INSPECTORAT MÉDICAL

PRÈS

LES ÉTABLISSEMENTS THERMAUX

DISCOURS

PRONONCÉ DANS LA SÉANCE DU 11 MARS 1873

PAR

M. le docteur PIDOUX

Membre de l'Académie de médecine
Médecin de l'hôpital de la Charité
Médecin inspecteur des Eaux-Bonnes, etc.

PARIS

G. MASSON, ÉDITEUR

LIBRAIRE DE L'ACADÉMIE DE MÉDECINE

PLACE DE L'ÉCOLE-DE-MÉDECINE

1873

QUESTION

DE

L'INSPECTORAT MÉDICAL

PRÈS LES ÉTABLISSEMENTS THERMAUX

Messieurs, j'hésitais beaucoup à prendre la parole au début de cette discussion. Je devrais hésiter bien plus encore depuis que M. Jules Guérin a parlé. Si M. Gubler est suspect parce qu'il est vice-président de la Société d'hydrologie; si M. Fauvel est deux fois suspect en sa qualité d'inspecteur général des services sanitaires; si M. Latour, si tous les membres de l'Académie qui font partie du Comité consultatif d'hygiène publique, sont gagnés d'avance au préjugé et à l'erreur par les exigences de leur position officielle; si les médecins thermaux libres, et les journalistes qui croient l'être, planent seuls indépendants au-dessus des petits intérêts qui nous captivent, quelle confiance puis-je inspirer, moi, médecin-inspecteur d'un établissement thermal?

Eh bien! messieurs, ces considérations qui me retenaient d'abord m'excitent aujourd'hui. J'ai fini par être fatigué de m'entendre appeler privilégié, sinécuriste, parasite, etc...; je me suis alors trouvé trop timide, et j'ai pensé que mon silence légitimerait ces critiques, et me donnerait l'air de les mériter.

Si quelqu'un me dit qu'il n'est pas possible d'être juste dans sa cause, je laisserai dire; je ne me fâcherai pas. Je m'en rapporterai sur ce point à l'opinion publique, je veux dire à l'opinion de mes confrères; et je me contenterai de faire remarquer que jusqu'à présent, et malgré le démenti que me donne la commission d'initiative de l'Assemblée nationale, l'inspectorat, quand on va au fond des choses, n'a été véritablement attaqué que par un groupe restreint de médecins qui exercent sans titre officiel près des eaux minérales.

Eh bien ! quand ces honorables confrères m'auront prouvé que l'intérêt seul de la santé publique, que l'intérêt seul de la prospérité des établissements thermaux les inspire, et qu'ils ne plaident pas un peu *pro domibus suis*, je renoncerai à la lutte pour mon titre et mes fonctions.

Vous ne me croiriez pas, messieurs, si je vous disais que ce titre et ces fonctions me sont tout à fait indifférents; non, ils ne me le sont pas absolument; mais je veux me justifier, ainsi que mes collègues, de n'y tenir que par vanité ou par intérêt personnel.

Vous m'accorderez bien aussi, messieurs, que je ne combats pas pour mon avenir. A mon âge, l'avenir c'est le présent, et mon présent n'est pas, je l'espère, à la merci d'un décret. Je combats pour une idée. J'avais, il est vrai, après la première séance consacrée à cette discussion, une autre raison de ne pas prendre la parole. Le discours de notre honorable collègue, M. Fauvel, si méthodique, si clair, si péremptoire, me paraissait avoir complétement éclairé et convaincu l'Académie; l'accord sur les points essentiels existait entre ce plaidoyer sans recherche, et les conclusions si justes et si conciliantes du savant rapport de M. Gubler ; j'étais donc heureux de n'avoir rien à dire, lorsqu'un athlète toujours armé et toujours prêt sur tout, a demandé la parole.

On m'a engagé alors à passer outre à mes scrupules, et je viens prêter à mes collègues des eaux minérales le faible appui de mon expérience et de mes convictions.

J'avoue avec plaisir que le discours très-pratique de M. Hardy a résolu bien des objections ; qu'il a établi et rétabli des vérités positives ; qu'il a su les faire vivre et les rendre palpables. M. Hardy a tranché dans le vif de certains points sensibles sans faire saigner personne, et il a accompli par là un progrès réel dans la discussion. Aussi, ne dédaignerai-je pas de replacer d'abord un instant l'Académie au point de vue où s'est presque toujours tenu M. Hardy. Cela me semble d'autant plus indiqué, que cette question n'est point rebattue, et que nos adversaires semblent avoir peur d'y toucher. Je veux parler de la question morale et professionnelle. J'en sortirai toutefois le plus tôt possible, pour envisager d'autres côtés du sujet qui ne sont pas encore assez éclairés.

J'examinerai donc l'utilité des inspecteurs : 1° Au point de vue moral et professionnel ; 2° au point de vue médical ; 3° au point de vue administratif.

Voyons d'abord ce que j'appelle le point de vue moral. Mais immédiatement, quelques mots sur l'origine de tout ce bruit.

Dans le rapport, ou plutôt dans la proposition de loi sur les eaux minérales, émanée de l'initiative parlementaire, et prise en considération par l'Assemblée nationale, je lis ce qui suit : « Ce ne sont pas seulement les médecins libres atteints dans leur indépendance, dans leur dignité, et souvent même dans leurs intérêts, ce sont les malades, c'est le public, juge désintéressé de la question, ce sont les corporations médicales, les municipalités, les localités thermales, ce sont les conseils généraux qui réclament la suppression de l'inspectorat. »

J'en suis bien fâché pour les honorables membres de l'Assemblée nationale qui ont parlé ainsi; mais ici, et entre nous, messieurs, tout cela n'est pas sérieusement la vérité.

Je défie nos législateurs de me faire entendre la plainte d'un seul malade ; et c'est des malades surtout, remarquez-le bien, messieurs, que les réclamations devraient venir. Et l'on ose parler des plaintes du public ! Qui a pu inspirer une pareille calomnie contre les médecins inspecteurs? On parle aussi des plaintes des corporations médicales. Quand vous êtes-vous plaints, chers collègues, vous qui seuls avez mission pour le faire? L'an dernier, à pareille époque, l'Association générale des médecins de France veut bien, par excès de scrupule et de condescendance, se saisir de cette affaire. Elle demande à un de nos collègues les plus estimés de lui faire un rapport sur la question. Ce rapport conclut en faveur de l'inspectorat, et il est adopté par tous les délégués des associations locales de la République.

Qui donc n'a pas craint de dire que les corporations médicales repoussent l'inspectorat?

On fait parler aussi ce qu'on appelle « les localités thermales »... Qu'on veuille bien nommer une commune ou un fermier importants qui aient jamais adressé une plainte, je ne dis pas contre la personne de tel ou tel inspecteur, mais contre l'institution elle-même.

Si, sur tous les points de la question, MM. les membres de la commission n'étaient pas mieux renseignés que sur les origines de la réprobation lancée contre les médecins inspecteurs, il faudrait trembler pour l'ensemble et l'esprit de la législation destinée à régir les établissements thermaux de la France. Mais on dit que la commission a réfléchi, qu'elle nous prête l'oreille et n'a pas dit son dernier mot. Je suis heureux de le croire et de la féliciter.

Et cependant, à entendre M. Jules Guérin, les Sociétés médicales, les municipalités, les établissements thermaux, les conseils généraux se lèvent en masse contre les médecins inspecteurs. La France s'en émeut, l'air en est infecté... On ne parle plus d'autre chose. Or, qu'y-a-t-il au fond de ce ballon monstre? Le groupe d'Aix en Savoie, qui, habitué au régime d'une commission médicale de hasard, souffre impatiemment le régime français, sous lequel pourtant les thermes célèbres d'Aix continuent à prospérer, et les médecins aussi.

Tout le monde sait que les réclamations lyonnaises ne sont qu'un écho d'Aix en Savoie.

Quant au congrès médical de Lyon, il a été ce que sont tous les congrès médicaux : des tribunes ouvertes aux revendications éternelles des mécontents de la profession. Se plaindre essentiellement ou pour se plaindre, c'est la fonction même, la raison d'être majeure de tout congrès. Aussi, les mânes du congrès de Lyon se plaindront, je m'y attends bien ; mais elles se plaindraient bien davantage si elles ne craignaient pas des indiscrétions fâcheuses sur la manière dont le vote contre l'inspectorat a été enlevé, j'allais dire escamoté, à la fin d'une séance où les intéressés seuls, dit-on, étaient présents.

La commission d'Aix a, ma foi, de quoi bien s'exalter et se préconiser elle-même! De fait elle était nulle. Le fermier régnait et gouvernait souverainement. Cette commission, ou plutôt, cette camaraderie, composée exclusivement de médecins nés à Aix, tous condisciples, se tutoyant tous, n'avait rien d'un organisme administratif; et c'est une erreur dont elle devrait rire elle-même, que de croire qu'elle a jamais pu servir de modèle pour quoi que ce soit d'analogue. Née fortuitement, après avoir secoué le joug léger de M. le baron Despine, — qui signe toujours : *ancien inspecteur*, — elle avait passé sous l'inspectorat de l'administration non médicale de l'établissement qui ne tenait aucun compte de ses avis.

Non loin d'Aix, Évian, qui avait l'étoffe d'une commission (cinq ou six médecins), n'a jamais eu le goût d'en posséder une. M. de Cavour n'a jamais voulu faire non plus de ce mode d'inspection improvisé par le fermier d'Aix, une institution applicable aux autres établissements du Piémont, tels que Acqui, Évian, etc. Aix était une exception dont je n'ai pas à rechercher les motifs, puisqu'ils n'existent pour aucun de nos établissements thermaux.

Cherchez sous tous les spectres qu'on agite contre l'inspecteur, vous trouverez toujours une minorité de médecins thermaux libres qui secouent leurs chaînes avec fureur et désintéressement sur le monde médical. — J'ajoute que, parmi eux, il n'y en a pas un qui ne voulût être inspecteur, et ne fût prêt aux démarches les plus pressantes pour obtenir ce titre inutile et déconsidéré. Il y en a des exemples.

On a parlé de l'association libre des médecins libres de Cauterets. Est-ce bien une association, messieurs? Ne serait-ce pas plutôt une coalition? La médecine thermale se fait-elle mieux à Cauterets depuis cette société qu'avant qu'elle n'existât? Les malades sont-ils mieux traités? les établissements mieux tenus? le service plus satisfaisant? les médecins plus honorés et mieux honorés? Si l'expérience le démontre, Cauterets devra se féliciter des résultats de cette libre concurrence, et les médecins libres encore plus que Cauterets, eux qui auront été les agents d'une aussi bienheureuse émulation. Mais cette émulation suppose un inspecteur généreusement excité, tenu en haleine. Retirez celui-ci, et voilà l'anarchie! Quand la société dont il s'agit, ou toute autre pareille, sera ou pourra être responsable sans un inspecteur; quand on saura où la prendre; quand elle pensera, voudra, agira comme un seul homme; surtout quand elle s'entendra avec les communes, les fermiers, les propriétaires, la préfecture, le ministère, etc., sans que l'inspecteur soit là, pouvoir exécutif, pour imprimer et représenter l'unité de direction, oh! alors, l'inspectorat tombera de soi; car ce jour-là, il sera prouvé qu'au lieu d'un médecin inspecteur, il y en a dix, et qu'entre ces dix médecins absolument libres... de toute ignorance, de toute prévention, de toute jalousie, tous sans passion aucune, sans intérêt personnel et sans rivalité, l'entente est immuable et l'accord parfait. Dix inspecteurs égaux au lieu d'un, voilà l'idéal! Les tiraillements ou la nullité de la commission d'Aix, comme il vous plaira, nous l'ont fait voir en action.

On croit avoir tout dit quand on a prononcé le mot de privilége. Cela n'est pas sérieux.

Messieurs les membres de la commission d'initiative pourraient-ils me dire quels sont les priviléges légaux de l'inspecteur? Pour moi, je ne connais que de la responsabilité et des devoirs. « Son titre le désigne, dit-on, à la confiance des malades. » Quel scandale et quel malheur!

Voilà un médecin dont les titres d'honorabilité et de capacité ont été appréciés par un conseil institué dans ce but, et devant lequel tous ses confrères pouvaient se présenter.

Après cet examen, il a été désigné au choix du ministre, qui l'a nommé pour représenter le gouvernement ou la société près d'un établissement d'utilité publique qu'il n'a pas le droit de ne pas surveiller et protéger.

Ce titre ne lui confère aucun privilége légal, c'est-à-dire qu'il n'oblige personne envers lui. Il n'a aucun droit sur public des malades, aucun sur ses confrères.

Mais voici où l'on prétend que commencent les priviléges de l'inspecteur.

Un étranger est envoyé dans une station thermale par son médecin anglais, italien, espagnol, russe, français très-rarement, qui, comme son client, ne connaît aucun des nombreux médecins de cette station. Notre étranger se dit à lui-même : « Je suis malade ; j'ai grand besoin, m'a-t-on dit, des eaux de X... et d'un médecin honnête et capable. A qui m'adresser? Parmi les dix ou douze médecins qui exercent ici, il y a sans doute plusieurs hommes distingués, très-aptes à me bien diriger. Mais lequel? Je n'en connais aucun, et il n'est pas absolument impossible que je tombe sur le moins digne.

» Des gens... de la localité... non autorisés, il est vrai, me recommandent bien M. Z... ou M. Y...; mais le comité consultatif d'hygiène de France s'y connaît peut-être un peu mieux que... ces gens-là. Dans tous les cas, je le crois... plus désintéressé, et il m'inspire plus de confiance qu'eux. J'irai chez le médecin inspecteur. Il est à la rigueur possible qu'il y ait ici un ou plusieurs confrères plus distingués que lui; mais, encore un coup, qui me les désignera? Après tout, je suis sûr de trouver dans le médecin inspecteur, et à tous les points de vue, j'ai lieu de le croire, un homme qui dirigera suffisamment bien ma cure thermale, et je n'en demande pas davantage. »

Hé bien! je vous dis, moi, que ce malade a raison, qu'il agit prudemment, qu'il ne court aucun risque, et qu'il pouvait choisir plus mal, si toutefois c'est choisir que de prendre au hasard.

Où donc est le privilége? Qui oserait dire qu'en cela l'État fait mal et qu'il trompe le public? Il ne nomme pas des inspecteurs pour cela, sans doute; mais si la confiance qu'il témoigne justement à un médecin de son choix en le plaçant à la tête d'un établissement d'intérêt public, éclaire les étrangers qui ne sont recommandés à personne par leur médecin, il a droit pour cela à leur reconnaissance. Je vais plus loin, et j'estime que l'État leur doit cette simple indication. C'est abuser de la langue que d'appeler cela un privilége. Dans tous les cas, le médecin inspecteur n'a pas, lui, l'avantage de pouvoir se faire recommander par les gens... non autorisés... de tout à l'heure; car j'espère bien que s'il usait de ce *privilége*, il serait destitué exemplairement.

Je vous demande pardon, messieurs, d'être obligé de toucher malgré moi à cette question brûlante; mais puisque je défends l'inspectorat, il faut bien que je signale un de ses bienfaits. Songez donc, messieurs, qu'on nous accuse, et de très-haut, de nuire et de porter atteinte « à l'indépendance et à la dignité de nos confrères ». Cela est très-grave, messieurs! Qui peut trouver mauvais que je me défende? Avant d'insister, je veux donc encore rejeter loin de moi le reproche de venir déverser une défaveur quelconque sur nos confrères honorés, les médecins libres qui consultent près des eaux minérales. Je demande pour eux et pour nous la plus complète solidarité.

Eh! mon Dieu, c'est ici comme dans tout le corps médical : il y a des confrères qui portent plus ou moins haut l'honneur et la dignité de la profession. Cependant, on me permettra bien d'ajouter que le terrain de la médecine thermale est exceptionnellement glissant,... l'occasion provocante, la tentation périlleuse. C'est un champ où il n'est pas nécessaire d'être un homme décidément malhonnête pour être entraîné à la chasse au client. Or, j'ose dire qu'il faut dix fois plus de sévérité envers soi-même, et d'honorabilité médicale stricte pour ne pas faillir dans l'exercice de la médecine thermale que dans l'exercice de la médecine ordinaire.

J'ai été plusieurs années président de la Société d'hydrologie médicale de Paris; j'ai eu entre les mains les papiers du conseil de famille de cette utile et savante société, et je sais combien de vilaines affaires ce conseil était chargé de dissimuler, d'arranger, de signaler...

Ici, je n'accuse, je ne vise ni quelqu'un ni quelque chose

en particulier. Que Dieu me garde de m'ériger en précepteur de morale professionnelle et en grand justicier de mes confrères ; car je suis convaincu que, dans certains cas, l'inspecteur lui-même n'a que son titre pour échapper à la tentation.

Hé bien ! je crois, messieurs, que l'homme sérieusement choisi par l'Etat pour exercer les fonctions de médecin inspecteur, a une position et une *exposition* qui l'obligent à ne pas déroger, à se tenir haut devant le public des malades et de tous les médecins, et qu'un tel fonctionnaire remplit à ce seul point de vue une mission très-salutaire dans les stations d'eaux minérales. Si tout le monde n'en convient pas, je suis sûr que tout le monde le pense. Aussi, je ne crains pas de le dire : depuis que les médecins inspecteurs sont nommés par le pouvoir sur les présentations faites par le Comité consultatif d'hygiène publique, le niveau scientifique et moral de la médecine thermale s'est élevé. Que le comité soit, à tous les points de vue, équitable et très-sévère dans ses présentations, et ce niveau montera tous les jours. Mais je ne suis pas sûr qu'il ne descendra pas si l'inspectorat est supprimé.

Mon honorable et savant ami, M. Gubler, demande que l'autorité de l'inspecteur se retrempe désormais dans un conseil composé des médecins libres des stations thermales, conseil chargé d'éclairer l'inspecteur sur les besoins, les réformes, les améliorations à apporter dans le service des établissements. Je m'associe très-volontiers à cette idée, sur laquelle je reviendrai d'ailleurs ; mais j'estime qu'indépendamment de ce conseil, un autre conseil, formé par tous les médecins de chaque station thermale, ne serait pas moins utile et serait plus urgent peut-être : je veux parler d'un conseil de discipline chargé de prévenir, d'avertir, de réprimer toutes les atteintes qui sont portées trop souvent, dans les stations thermales, à la dignité et à l'honorabilité de notre profession. J'espère que si les auteurs de la proposition de loi présentée à l'Assemblée nationale savaient ces choses — et ils sont inexcusables de les ignorer — ils n'auraient pas osé dire que l'inspectorat « atteint les médecins libres dans leur indépendance et leur dignité ». Il serait plus exact, en effet, de retourner l'objection.

Une chose est certaine, en effet, c'est que, comme l'ont très-bien dit MM. Fauvel et Hardy, le jour où il n'y aura plus d'inspecteurs de l'État, chaque fermier, chaque régisseur, chaque propriétaire s'en nommera un ou plusieurs, pour proclamer dans force follicules, dans force petits journaux à réclames et à annonces — et ces publications d'un ordre inférieur sont précisément celles qui battent le plus en brèche l'inspectorat — pour proclamer, dis-je, la souveraineté thérapeutique de cette eau ou de celle-ci, et en faire boire au genre humain sans distinction.

M. Guérin affirme, mais sans que je comprenne bien pourquoi, que la suppression des inspecteurs aura deux effets excellents, d'abord d'augmenter le nombre des médecins dans chaque station, — ce qui est fort inutile, car ce nombre est plutôt excessif qu'insuffisant ; M. Guérin peut consulter nos confrères à cet égard ; — ensuite d'exciter l'émulation, — il a voulu dire sans doute une noble émulation, — parmi les médecins libres. (On croyait jusqu'à présent que la présence des inspecteurs était le meilleur stimulant à cette émulation.)

Il y a en effet plusieurs espèces d'émulation. Je ne doute pas que l'ambition des faveurs inspectorales du fermier, du régisseur, du propriétaire, n'engendre bientôt une autre espèce d'émulation qui s'appelle l'envie, bien capable de livrer les établissements thermaux à un despotisme anonyme et bas, et les malades à une odieuse exploitation.

Dans ces nouveaux concours, le prix serait toujours offert au plus indigne. Voilà les successeurs qu'on voudrait nous donner.

Je serais curieux de savoir comment les médecins honnêtes et l'État lui-même, pourraient empêcher ces résultats. Nos adversaires ont senti le besoin de balbutier quelque chose sur ce point; mais ils n'ont encore rien dit.

Eh bien ! soyez sûrs, messieurs, que la présence des inspecteurs met seule un frein à ce mercantilisme d'un côté, à ce charlatanisme de l'autre, à cette déconsidération et à ce danger partout.

En voulant supprimer un privilége honorable et nécessaire, qui dès lors n'en est plus un, on ouvre la porte à mille priviléges arbitraires et honteux.

Eh oui, les titres honorablement acquis méritent l'estime et la considération. Que faire, si le titre de professeur de la Faculté, de membre de cette Académie, de médecin des hôpitaux, etc., inspire de la confiance au public? Dira-t-on que ces titres portent atteinte à l'indépendance et à la dignité de ceux qui n'en sont pas investis? Ils devraient exciter la bonne émulation plutôt que l'envie. D'ailleurs, que de médecins libres plus consultés que les médecins inspecteurs! C'est sans doute qu'ils le méritent.

L'exemple que j'ai choisi d'un étranger non recommandé par son médecin à un praticien de la station est assez rare.

Sur 20 malades reçus par mes confrères des Eaux-Bonnes ou par moi, il y en a 18 au moins qui nous présentent une lettre d'un confrère portant une adresse personnelle. Si celles qui me sont adressées me donnent quelquefois mon titre, c'est M. Pidoux et non l'inspecteur qu'on a véritablement en vue. Vous pouvez appliquer cela à tous mes collègues.

Je suis heureux d'en avoir fini avec cette partie délicate et pénible de ma tâche, pour laquelle il a fallu peut-être plus d'indépendance et de dignité que les inspecteurs n'en ôteront jamais aux médecins libres.

M. Fauvel avait signalé toutes ces choses avant moi, mais philosophiquement, et du haut de son inspection générale. Moi, j'ai été condamné à les regarder de plus près et du milieu de mon inspection particulière, une des plus honorablement entourée que je connaisse.

Je passe à l'utilité de l'inspectorat au point de vue médical proprement dit.

2° L'honorable rapporteur de votre commission des eaux minérales vous propose, messieurs, avec une autorité et des raisons médicales dont je me plais à reconnaître la grande valeur, de supprimer le rapport médical annuel demandé aux inspecteurs, et qui est soumis à votre examen.

Lorsque je fus chargé, en 1865, de la tâche que vient d'accomplir si consciencieusement cette année M. Gubler, je proposai déjà bien des réformes ; et si je ne demandai pas la suppression absolue du rapport médical annuel, je fis sentir et je démontrai si vivement son insuffisance et ses *desiderata*, qu'il ne restait presque plus rien de ce document stérile. Je ne l'abolissais pas, je le remplaçais, ou plutôt je l'élargissais.

Au nom de la commission et de l'Académie, je disais à M. le ministre, qu'il avait tous les moyens de surveiller la santé publique sous ses deux grands aspects : les maladies aiguës et les maladies chroniques ; les premières dans ce qu'elles ont de général et de public, en effet, par ses médecins des épidémies et ses médecins internationaux ; les secondes, par ses médecins inspecteurs des eaux minérales. J'ajoutais, pour me faire comprendre quant à ce dernier point, que si c'est un devoir pour l'État de veiller à ce que les individus puissent profiter dans les meilleures conditions possibles des bienfaits thérapeutiques des eaux minérales, c'était un autre devoir non moins grand et plus social encore pour un État, d'être renseigné, non pas autant dans l'intérêt de l'individu que dans celui de l'espèce et des sociétés, sur les causes, le mouvement, les rapports, les transformations et la prophylaxie des maladies chroniques. Cette vérité énoncée, et si je ne me trompe démontrée, je prouvais facilement que les établissements thermaux sont le véritable champ d'observation et la vraie clinique des maladies constitutionnelles et héréditaires, ou des maladies chroniques.

J'ajoutais que, par ses médecins inspecteurs des eaux minérales, l'État peut avoir des renseignements précieux sur le mouvement et les métamorphoses de ces maladies. Et en effet, il existe un roulement très-remarquable et très-instructif des malades dans les divers établissements thermaux. Ce roulement n'est pas livré au hasard ou à l'arbitraire ; il s'opère suivant certaines lois qui ne sont autres que celles de la transformation et des dégénérations des maladies constitutionnelles. Ces transformations progressives ou régressives sont la vie même des maladies chroniques. On ne connaît vraiment la nature de ces affections qu'en se plaçant à ce point de vue, le seul aussi qui intéresse l'État, car, dans sa sollicitude pour la santé publique, l'État a pour objet bien moins l'individu que la société ou l'espèce, bien plus l'hygiène ou la médecine préventive, que la médecine curative ou individuelle. Sans négliger dans nos rapports annuels ce qui concerne celle-ci, il y a donc une utilité de premier ordre à s'occuper de la première.

Mais ce n'est pas tout, et cette vérité générale a pour l'État une conséquence pratique : elle lui impose d'autres devoirs que celui de connaître en général.

Je crois, non sans en demander pardon à de grands docteurs qui l'ont nié, non pertinemment ces jours-ci, je crois qu'il y a une médecine préventive des maladies chroniques, et que l'usage méthodique des eaux minérales constitue un des moyens les plus puissants de cette médecine de l'espèce. Dire que les maladies chroniques ne sont susceptibles d'un traitement que quand elles sont nosologiquement formées, c'est ignorer la différence profonde qui existe entre les maladies aiguës et les maladies chroniques.

Il est possible, dans un grand nombre de cas, de reconnaître, à de certains caractères, chez l'enfant et l'adolescent, vers quel genre de maladie chronique inclinent telle ou telle famille, tels ou tels individus, dont la santé est encore regardée comme bonne. Je suis convaincu par une expérience déjà longue, qu'on peut transformer, par les eaux minérales, un organisme non encore malade, et lui imprimer une direction contraire à celle de ses tendances pathologiques. Je ne doute pas, en conséquence, qu'en prenant des groupes d'enfants pauvres prédestinés à telle ou telle espèce de maladie chronique, on ne puisse modifier profondément leur tempérament, leurs mœurs ou leurs inclinations nosologiques, et neutraliser celles-ci par l'habitude annuelle d'eaux minérales appropriées.

Voilà donc une voie ouverte à l'hygiène publique, et une

charge nouvelle qui incombe à l'État. C'est son devoir, en effet, d'utiliser les ressources hydro-minérales dont il dispose, pour améliorer la santé publique, empêcher la dégradation croissante de l'espèce, et préparer à la patrie des hommes sains et forts, des bras pour la guerre et surtout pour l'industrie et l'agriculture, des êtres calmes, solides, peu irritables, moins enclins aux passions qui énervent qu'à celles qui fortifient l'âme et le corps. Il y a plusieurs ordres de moyens physiques et moraux pour atteindre ce but. Les eaux minérales offrent à l'État une ressource préventive très-efficace sous ce rapport.

Voilà tout de suite aussi un complément de fonctions très-hautes pour les médecins inspecteurs. Ils seraient préposés au choix des sujets que leur présenteraient des médecins locaux désignés pour cela, et ils dirigeraient le traitement préventif de ces jeunes sujets.

Je ne fais qu'énoncer ces vues. Elles sont longuement développées dans le rapport que je vous ai lu en 1865.

Après ma lecture, M. J. Guérin, qui depuis…, mais alors… M. J. Guérin, dis-je, demanda que ces idées fussent discutées par l'Académie. On a laissé passer l'occasion. Je n'en remercie pas moins notre éminent collègue, ex-médecin inspecteur des bains de mer de Dieppe.

M. le ministre alla plus loin. Il me fit l'honneur d'adresser ma circulaire imprimée à tous les inspecteurs, pour les prier de prendre mes propositions et mes aperçus en considération, et de s'entendre entre eux pour étudier les maladies chroniques à ce point de vue, et lui adresser leurs observations à ce sujet. Pour moi, j'estime qu'en 25 ou 30 ans, l'État pourrait déjà posséder de beaux documents sur le mouvement des maladies chroniques au point de vue de ce qui l'intéresse ; et que, dans ce laps de temps aussi, la médecine préventive des maladies chroniques par les eaux minérales pourrait déjà donner des résultats très-intéressants.

Ces belles intentions sont tombées dans l'oubli. L'occasion est favorable pour les rappeler. Quoi qu'il en soit, il est certain qu'avec cette grandeur d'observation, les compartiments étriqués de nos cahiers, bons tout au plus pour loger des petites histoires de bourgeois (comme disait Bordeu des observations de Baillou), ne sont plus assez larges, et qu'il faut laisser aux rapports des inspecteurs plus d'indépendance et d'initiative. Toutefois, le ministère doit exiger ces rapports et ne pas tolérer les trop longues négligences.

Si l'on veut relever l'inspectorat, et imposer silence à ses détracteurs, il faut lui donner une raison d'être digne de la médecine, digne de la société, digne de l'État. Je ne parle encore jusqu'à présent qu'au point de vue médical.

Je concluais par ces mots, dans mon rapport adressé au ministre par l'Académie en 1865 :

« L'État, justement préoccupé de la santé publique sous le rapport de l'hygiène sociale et des maladies aiguës et épidémiques, n'a pas encore eu le temps ou la pensée de tourner ses regards vers les maladies chroniques ou constitutionnelles au point de vue de l'amélioration physique de l'espèce ou des générations. Les eaux minérales naturelles, dont il a la surveillance et l'inspection, lui offrent pourtant un moyen puissant d'agir sur la santé publique par les documents précieux qu'elles peuvent lui fournir sur la filiation, le mouvement et l'amendement progressif des maladies chroniques qui minent la société par sa base. Elles lui offrent, non-seulement les moyens curatifs les plus profonds de ces maladies, mais elles consomment l'ensemble des moyens préventifs que l'hygiène doit opposer incessamment à leur formation décidée, alors trop souvent incurable.

» La médecine préventive des maladies chroniques au moyen des eaux minérales développerait à l'infini la richesse publique par ce côté. Une foule de sources médicinales, ignorées ou peu connues, quoique dignes de l'être, prendraient immédiatement une valeur considérable et acquerraient en peu de temps une grande et utile notoriété. On serait sollicité à en chercher d'autres et le sol se couvrirait bientôt d'établissements salutaires, centres de mouvement et de vie dans des pays déshérités, source de bien-être sous une foule de rapports. Tout le monde finirait par s'y rendre, parce que tout le monde porte à un degré quelconque sa maladie constitutionnelle.

» Les Romains, qui nous ont laissé de si beaux vestiges de leurs thermes, y attachaient plus d'importance que nous à titre de remèdes préventifs et de sources de la santé publique. Ils n'attendaient pas, pour en faire un usage constant, d'être affectés de maladies chroniques définies, classifiables et susceptibles d'un diagnostic d'école. »

Eh bien, je répète, après huit nouvelles années d'expérience, que les inspecteurs d'eaux minérales seuls peuvent présider à cette œuvre d'information et de renseignements officiels. Sans doute ils auront besoin pour cela du concours de leurs confrères non inspecteurs. C'est une justification de plus du conseil libre demandé par M. Gubler. Cela fournirait aussi à ces honorables praticiens, une occasion de plus d'obtenir de l'État les distinctions et les récompenses qui leur sont déjà accordées sur la proposition de l'Académie. Je me plais à rappeler ce fait, car les adversaires de l'inspectorat se gardent bien d'en dire un mot.

J'appelle toute l'attention de l'Académie et de l'État, par l'intermédiaire de l'Académie, sur cette question de l'étiologie, des transformations progressives ou régressives, et de la prophylaxie des maladies chroniques et héréditaires. L'inspection des eaux minérales peut fournir sur ce point les plus beaux éléments de solution tant au point de vue scientifique qu'au point de vue clinique et hygiénique. Il n'est pas de problème médical plus important, il n'en est pas de plus pratique, nosologiquement parlant. Il est susceptible aussi d'une application thérapeutique immédiate par l'intermédiaire et les soins des médecins inspecteurs de l'État près des établissements thermaux. Si la France était un pays plus positif, plus porté vers les statistiques savantes et animées, cette idée pourrait se réaliser aussitôt, et marcher en pleine et fructueuse exécution, dans deux ou trois ans.

M. J. Guérin vous a rappelé très-courtoisement ces idées et ces vues, mais pour les reléguer bientôt sous trop de fleurs dans le champ des chimères.

Cependant, il a fort bien senti, soyez-en sûrs, messieurs, le grand rôle que j'assigne là à la médecine thermale et à ses inspecteurs, lui, dont les doctrines en pathologie ont toujours eu un caractère large et philosophique; mais il ne devait pas lui convenir de rehausser les inspecteurs. Il fallait, au contraire, les déprécier et jeter la défaveur sur tout . ce qui peut les élever.

Aussi se plaît-il à étaler l'insignifiance, selon lui, des fonctions de l'inspecteur, et en regard, les priviléges exorbitants qu'il lui découvre. Cette opposition est tout son thème. Que nous veut donc encore ce vestige de l'ancien régime? Le mot fait merveille. Il y a tant de niais à qui cela suffit! M. Guérin ne souffre donc pas qu'on veuille étendre les charges et la responsabilité de l'inspectorat. Cela donnerait à cette institution de plus fortes raisons d'être, et il n'en faut pas, fussent-elles excellentes...

Vous reconnaissez là le libéralisme de ce ministre de l'Empire, qui nous enlevait tout, pour pouvoir démontrer que nous n'avions plus rien.

L'accroissement d'attributions que je voudrais voir imposer aux médecins inspecteurs ne se borne pas à ces horizons nouveaux ouverts à leur intelligence et à leur travail; je désirerais que dans la localité thermale même, ils eussent une autorité plus grande en tout ce qui concerne l'hygiène de ces localités et les soins publics qui peuvent concourir au bien-être et à la santé des étrangers malades qui fréquentent les eaux.

On rencontre à tout moment, dans ces localités, des conditions d'habitat, de voirie publique, d'alimentation malsaines ou dangereuses; et une multitude d'habitudes vicieuses, de délits, d'excès ou d'omissions très-préjudiciables au repos, à la santé des malades et aux bons effets d'une cure thermale. L'inspecteur devrait pouvoir commander, et au besoin, requérir l'autorité, le maire, le commissaire de police, etc..., pour faire exécuter ses ordres. Tout ce qui intéresse la santé des étrangers malades dans la station thermale dont l'inspection lui est confiée devrait relever de sa surveillance et de son autorité. Pourtant cela n'est pas ; et je pense qu'il y a, sous ce rapport, erreur et incurie.

Sans doute, le médecin inspecteur devrait bien se garder de toucher à la liberté individuelle des malades, à celle surtout de ses confrères libres auxquels appartient exclusivement la direction hygiénique de leurs clients. Ce n'est pas de cela qu'il s'agit. Je ne parle que des mesures d'hygiène publique. Pour ce qui est de l'hygiène alimentaire, du régime et de l'hygiène du logement, etc., on devrait lui laisser le libre usage d'avertissements et de conseils rendus publics.

Rien de cela ne serait de nature à porter atteinte à la liberté des malades et des médecins. L'État remplit ce devoir toujours et partout dans mille autres cas, et sans gêner personne.

Il y a eu, je l'ai déjà dit, un ministre célèbre du dernier règne qui décrétait toutes les libertés qu'on ne lui demandait pas. On réclamait telle ou telle liberté politique, il répondait par la liberté de la boulangerie ou des théâtres, ou de la pharmacie, ou des eaux minérales, etc., et pour consommer celle-ci, il préludait à la suppression des inspecteurs thermaux, par la suppression des attributions de ces fonctionnaires. M. Guérin feint d'ignorer que c'est par de pareilles hypocrisies politiques qu'on voulait se donner l'air de développer les libertés de la France, et il lui plaît d'en être dupe aujourd'hui.

Au lieu de faire de la démocratie, qui n'exclut pas la hiérarchie, on faisait presque du communisme. Or, despotisme et communisme sont plus voisins qu'on ne pense. Ce n'est pas l'envie, c'est l'émulation qui est la vertu des Républiques.

Je m'étonne que sous prétexte d'égalité, on veuille faire disparaître l'œil, la responsabilité, et par conséquent l'autorité de l'État. Celle-ci doit être partout où existe un établissement d'utilité publique. L'État est responsable, et comme il ne peut pas être partout, il doit avoir partout des répondants.

3° Je·termine en examinant en quelques mots l'utilité de l'inspectorat au point de vue administratif.

L'inspecteur doit présenter chaque année à l'État, non-seulement un rapport médical soumis à l'Académie, mais un rapport administratif qui ne regarde que le ministère de l'agriculture et du commerce.

J'ai le regret de dire que ce dernier rapport, qui est rarement sans un grand intérêt, n'est pas assez étudié; que souvent même il n'est pas lu par qui de droit. Il y a longtemps que j'ai appris à me défier de cette négligence ; aussi ai-je l'habitude, depuis bien des années, d'envoyer ce rapport très-important, non-seulement à M. le ministre, mais d'en remettre un double à M. le préfet du département, et d'en laisser une copie au conseil municipal de la commune. J'ai été heureux d'apprendre tout récemment, que le ministère fait étudier maintenant, et sérieusement, ces rapports par le comité d'hygiène et par les bureaux. Je me permets de l'en féliciter.

Dans le rapport administratif, l'inspecteur expose à la fin de chaque saison thermale les besoins de l'établissement pour l'année suivante. Il a vu par lui-même, il a recueilli de la bouche des malades, du fermier, et il devrait être autorisé à recueillir officieusement de la bouche de ses confrères, etc., etc., l'expression de ce qu'il y a à réformer, à améliorer, à innover dans l'établissement. Il justifie ses demandes, insiste et tâche de convaincre. Il n'est pas d'année que je n'obtienne et ne réalise ainsi, et tous mes collègues sont dans ce cas, des améliorations et des progrès. La commune d'Eaux-Bonnes fait cette année plus de 20 000 fr. de dépenses pour exécuter des amendements et des travaux indispensables en vue de la saison prochaine, dépenses et travaux que j'ai vivement sollicités dans mon rapport administratif du mois de septembre dernier. Or, les conseils municipaux ne sont guère portés à des dépenses qu'on ne leur arrache pas.

Est-ce au bénéfice de l'inspecteur que tout cela se fait ? Ces études et ces luttes avec l'autorité sont-elles un privi-

lége ? Qui ne voit que les malades et les établissements thermaux seuls en profitent?

Il faut donc rendre obligatoire la remise du rapport administratif, non-seulement à M. le ministre, mais au préfet
du département et au conseil municipal de la commune, et
faire stimuler celui-ci par les deux autorités supérieures.
Sans cela, rien ne se fait. Je ne comprends pas non plus,
pourquoi les cahiers tout tracés qu'on nous remet pour faire
nos rapports administratifs, sont exactement taillés sur le
même patron que ceux qui servent à nos rapports médicaux,
car la fin étant très-différente, les moyens doivent différer.

L'inspecteur est chargé par l'État de la médecine thermale
des pauvres.

C'est une chose de première importance. En l'absence des
inspecteurs, qui l'État chargera-t-il de ce soin? Les médecins libres? Que Dieu me garde de mettre en doute leur dé-
vouement. Mais qu'on le sache bien : il faut que cette fonction soit un devoir, une obligation soumise à une sanction
pénale. Sans cela, je vous le dis, elle risquera fort de n'être
pas remplie...

Le nombre est chaque année considérable, non pas seulement des malades pauvres du département, du canton, de la
commune qui réclament la cure thermale, mais de la France
entière. Nous recevons à tout moment, des lettres des diffé-
rents ministères, des préfectures, des grandes et petites villes
de toute la République, qui ont délivré des passeports gra-
-tuits et des secours de route à une multitude de malades
qu'il faut recevoir, examiner, diriger dans leur cure. Quelle
garantie tous ces malheureux auront-ils d'être diagnostiqués,
reçus, renvoyés, si les eaux ne leur conviennent pas, con-
seillés si elles leur conviennent?

L'État a bien à faire encore pour régulariser et améliorer
ce service. Je sais qu'il s'en occupe, car il nous a récemment
demandé à ce sujet toutes les données que nous pouvons
posséder. Là encore, l'œuvre des inspecteurs devrait être
mieux garantie et plus efficace, parce qu'elle est humaine
et sacrée.

Je trouve aussi que l'inspecteur n'a pas assez de droits dans l'établissement. La police intérieure lui appartient, je le sais ; mais il ne peut révoquer un baigneur, un buvetier, un employé quelconque sans l'approbation du fermier et du préfet. Il a cependant bien plus besoin d'autorité que d'autorisation. Tant de rouages nuisent à l'unité de direction, enrayent le service, créent des conflits et des lenteurs regrettables. Vous le voyez, messieurs, je ne demande pour les inspecteurs qu'une augmentation de charges, de devoirs et d'ennuis.

Qui peut entendre, si ce n'est l'inspecteur, les plaintes, les demandes de renseignements, les réclamations incessantes des malades ? Qui peut surtout y faire droit si elles sont fondées, et donner des ordres en conséquence ? Le fermier ou le régisseur en sont incapables, car il faut presque toujours être médecin pour comprendre ces demandes ou ces plaintes, et y donner une juste satisfaction. L'inspecteur doit donc être un médecin. Cela rassure le public qui, quatre fois sur cinq, n'a que faire du fermier. Et d'ailleurs qui jugera celui-ci ?

Je le répète, vous n'aurez jamais dans un établissement thermal et dans une ville d'eau l'autorité et l'unité de direction indispensables sans un médecin-inspecteur honorable et considéré.

Mais pour que ce fonctionnaire puisse faire, au point de vue administratif surtout, marcher et progresser son établissement thermal, je crois absolument qu'il a besoin d'un conseil d'administration et de surveillance composé comme je l'ai déjà indiqué bien des fois dans mes rapports administratifs de fin de saison.

Ces conseils mixtes, analogues à ceux qui veillent à la bonne administration des hospices de province, des colléges, des asiles d'aliénés, etc., ne sont point du tout destinés à se substituer aux conseils municipaux, mais à les éclairer avec une complète indépendance de tout autre intérêt que de celui des malades, des établissements et, par conséquent, des communes elles-mêmes.

Ces commissions mixtes devraient être composées, suivant moi, comme il suit, ou à peu près :

Le préfet, président ; le maire et un ou deux conseillers municipaux ; deux membres du Conseil général ; l'ingénieur ordinaire des mines ; l'ingénieur des ponts et chaussées, l'architecte du département ; le médecin inspecteur et le médecin inspecteur adjoint ; un ou deux médecins libres de la localité thermale choisis par leurs confrères ; le fermier ou le régisseur de l'établissement, secrétaire de la commission ; ce dernier n'ayant que voix consultative.

J'accepte très-volontiers pour mon compte, je l'ai déjà dit, le conseil médical que votre savant rapporteur propose de donner à l'inspecteur ; je le réclame au besoin, mais j'avoue que celui que je viens d'ébaucher sous vos yeux aurait mon approbation plus complète encore, parce que je suis convaincu qu'il serait appelé à rendre de plus grands services sous tous les rapports. Cette commission se réunirait au commencement et à la fin de chaque saison thermale.

J'aurais passé sous silence la question du libre usage, si M. Fauvel et M. Hardy ne l'avaient pas résolue dans un sens un peu trop américain, et de manière à réjouir sans mesure les doctrines antiprotectionnistes de M. J. Guérin.

Je sais que l'assujettissement à une prescription médicale a engendré autrefois quelques abus. Mais ne pouvait-on réformer ceux-ci sans toucher au principe ? Il ne faut pas oublier que le décret du libre usage était, dans les intentions du ministre déjà cité, un acheminement à la suppression de l'inspectorat.

Il suffit de retirer à l'inspecteur le privilége exclusif de la prescription médicale et de la restituer au droit commun, c'est-à-dire à tous les médecins, pour faire disparaître le seul abus dont cette obligation était grevée.

Il est possible que la gravité des maladies qu'on traite dans la station thermale où j'exerce, et que l'activité exceptionnelle de l'eau médicinale naturelle qu'on y administre, indisposent mon esprit contre le libre usage.

Il est certain qu'aux Eaux-Bonnes et dans les deux tiers

des cas au moins, cette liberté est une licence dangereuse.
Notre eau est vraiment un médicament. Bien souvent, nous
commençons par une cuillerée, là où le malade livré à lui-
même aurait pris un verre. C'est juste la différence de l'utile
au nuisible et même au dangereux. A leur gré, les malades
ne boivent jamais assez d'une eau minérale. Ce que je dis des
Eaux-Bonnes, je le pourrais dire avec presque autant de raison
de plusieurs autres stations des Pyrénées. De combien d'abus,
sous ce rapport, Vichy n'a-t-il pas été autrefois le théâtre?

Il ne faut pas juger les eaux minérales d'après leurs effets
pathogénétiques ou immédiats sur l'homme bien portant.
N'oubliez pas qu'on ne prend guère les eaux minérales que
quand on est malade, et que cette condition fait que toute
eau minérale de quelque valeur est un médicament. S'il n'y
en pas une qui ne puisse être utile, il n'y en a pas une qui ne
puisse nuire.

Beaucoup de malades qui sont venus plusieurs fois dans
une station thermale pour la même affection nominale, et
qui, dans une première ou une deuxième saison ont consulté
un médecin, croient pouvoir s'en passer les années suivantes,
sous prétexte que leur maladie ayant toujours le même nom,
son traitement thermal doit être toujours le même. Combien
de fois ils se trompent! Combien de fois leur ancien médecin
ne les voit-il pas revenir à lui et le consulter pour des acci-
dents plus ou moins graves qu'un premier conseil eût pré-
venus. Mais le mal est fait!...

Le libre usage est donc condamné par plus de dix années
d'expérience. Or, il n'est jamais défendu de revenir sur une
mauvaise mesure, surtout quand on est sûr que ce faux libéralisme et que ce casse-cou d'un autre hémisphère n'avaient
pas été décrétés dans l'intérêt des malades.

Il suffit, je le répète, que tout médecin puisse prescrire
telle ou telle eau minérale, pour que l'abus s'évanouisse, et
que la réglementation salutaire subsiste. Notre honorable
inspecteur général veut que l'inspecteur résidant n'inter-
vienne que lorsqu'on lui signale un mal accompli. Je crois
qu'il serait plus sage de le prévenir.

On va répétant sans cesse, que le Français veut être trop protégé, et que nous ne savons rien faire sans l'autorité. Hé, messieurs, la France n'est pas jeune ; elle a l'expérience des personnes qui ont beaucoup vécu et beaucoup vu. Quand la protection n'est pas intéressée ; qu'elle ne comprime pas l'initiative individuelle et le progrès ; qu'elle ne fait que s'opposer au mal, il ne faut pas la supprimer. Or, ici, elle n'opprime aucune liberté, elle favorise tout et tous, elle n'empêche que le mal. On parle de l'initiative individuelle des malades. L'initiative individuelle d'un malade, messieurs, c'est de se coucher et d'appeler un médecin.

L'assimilation faite par M. Michel Chevalier, d'un établissement d'eau médicinale naturelle avec un café ; et des malades qui fréquentent ces établissements pour leur santé souvent très-altérée, avec les buveurs sans soif qui vivent et meurent dans les cabarets pour leur plaisir, me paraît une boutade indécente comme s'en permettait souvent le trop libéral sénateur de l'Empire. On peut la pardonner à un économiste non médecin ; mais je la trouve risquée et insoutenable, quoi qu'il en dise, dans la bouche d'un médecin non économiste. Un avocat seul pourrait la défendre.

Après cela, il n'y a plus qu'à décréter la vente de tous les remèdes sans ordonnance du médecin. On sait que c'était l'idéal du ministre fameux dont les lauriers empêchent M. Guérin de dormir.

Je ne voudrais pas, moi, et pour de bonnes raisons, prendre tous les jours pendant un demi-mois, un demi-verre d'eau d'Eaux-Bonnes à la source ; et vous voulez que tel ou tel phthisique très-irritable le puisse sans ordonnance de son médecin ? Cela est insensé et inhumain.

Pourquoi défendez-vous de traverser la Seine quand elle est glacée, ou de se baigner de tel point à tel autre point d'un fleuve ?

On est libre de se suicider, sans doute ; mais la police doit faire son possible pour en diminuer les moyens.

Fausse liberté, faux libéralisme, fausse démocratie que tout cela, messieurs !

Que les médecins libres y prennent garde : si les inspecteurs qui, après tout, sont des confrères qui n'ont aucune
autorité sur eux, sont supprimés, on les remplacera peut-être
par des commissaires du gouvernement, ou des inspecteurs
régionaux non médecins, qui auront sur les établissements
thermaux un autre genre de privilége et d'autorité que les
inspecteurs médecins, et contre lesquels, fermiers et médecins, régimberont plus que contre nous.

Rappelez-vous les rapports des intendances avec les médecins militaires. Que Dieu nous préserve des intendances !

On dit, mais je n'ose l'affirmer, que la perspective de ces
places nouvelles n'est pas sans allécher assez vivement quel-
ques-uns des détracteurs les plus indépendants de l'inspectorat... Il est vrai qu'avec M. Guérin cette perspective est
vaine, car il veut maintenir l'inspectorat. Ce n'est pas lui
qui songe à le supprimer. Les inspecteurs seuls le gênent et
l'irritent. D'abord parce qu'ils n'ont rien à faire ; ensuite,
parce qu'ils sont médecins, et que, suivant lui, on ne peut pas
diriger un établissement sanitaire et être médecin exerçant
auprès de cet établissement. Mais si un inspecteur n'a rien à
faire, qu'est-il besoin d'une commission de huit, dix, quinze
médecins pour le remplacer ? Et si l'on augmente les attributions de l'inspecteur, comme je le demande, que deviendra
avec une commission composée d'éléments rivaux et pas-
sionnés, investie pourtant de fonctions difficiles et nom-
breuses, que deviendra, dis-je, le principe éternellement
vrai de la grandeur et de la multiplicité des effets obtenus
par la simplicité des moyens ?

En supposant cette commission formée de dix membres,
il y en aura toujours un ou deux prépondérants, soit par
l'esprit d'intrigue et de domination, soit par la supériorité
de l'intelligence ou la force du caractère. Celui-là sera l'inspecteur. Les autres ne seront que son cortége. Je voudrais
bien voir une station thermale inspectée et dirigée par une
commission médicale dont M. J. Guérin ferait partie. Notre
collègue, en moins d'un an, serait l'inspecteur et le *factotum*
réel, à moins qu'il ne fût dévoré par un plus habile et un

plus opiniâtre. L'homme supérieur d'une commission sera toujours l'inspecteur. C'est forcé.

Nommez des inspecteurs sans valeur, sans capacité, sans caractère, sans notoriété, ils mourront de faim dans toutes les villes d'eaux. Au contraire, nommez des hommes de valeur médicale et morale, au nom desquels s'attache justement une honorable notoriété, ils seront bientôt entourés de la confiance publique; et ce sera justice. Leur titre n'aura pas plus fait leur succès qu'il n'avait pu faire le succès du médecin inconnu de tout à l'heure, et qui méritait de l'être.

Il faut bien savoir, et ne pas craindre de le dire, que la médecine thermale se recrute trop souvent, malgré de très-honorables exceptions, d'un grand nombre de médecins qui n'ont pu réussir ailleurs, des fruits secs de la profession, qui vont chercher là un supplément d'occupations et de clientèle. Il n'en devient que plus convenable et plus nécessaire de voir cette médecine délicate, difficile, représentée dans de telles conditions, par des hommes sévèrement choisis par le comité d'hygiène, et par l'Académie parallèlement, car je m'associe avec bonheur à la proposition de M. Hardy sur ce point. On ne saurait prendre trop de garanties.

Et pourquoi un tel fonctionnaire ne pourrait-il pas être médecin, et médecin exerçant près de l'établissement thermal? C'est dans les conditions contraires, c'est-à-dire dans l'hypothèse où l'inspecteur ne serait qu'un fonctionnaire de l'ordre purement administratif, que l'incompatibilité serait flagrante! Ce ne serait pas, si vous voulez, de l'incompatibilité, mais l'incompétence la plus criante. Avec quel ensemble et quel bonheur, les médecins libres d'une station thermale, enverraient se promener un inspecteur non médecin qui viendrait se mêler de réglementer le mode d'administration de leurs eaux! Et s'il n'était que médecin sans appartenir à la station thermale, et sans y exercer, l'incompétence ne serait pas moins visible. Il faut manier tous les jours le malade thermal, et le malade de telle station en particulier, pour savoir approprier le moyen thérapeutique spécial à la spécialité de la maladie, et modifier en conséquence le mode d'administration de l'agent médicinal et tout l'outillage qui s'y rapporte.

On ne pourrait pas transporter immédiatement et impunément à Eaux-Bonnes le médecin inspecteur de Vichy, etc. Les maladies sont différentes et le traitement ne l'est pas moins.

L'inspecteur doit donc être médecin; il doit, de plus, exercer dans la localité thermale qu'il inspecte et dirige. Loin de constituer une incompatibilité, l'association du fonctionnaire et du médecin dans la même personne est ici une compatibilité forcée et une mutualité nécessaire et bien définie. Mais j'ai bien tort de vouloir le prouver à M. Guérin qui, au lieu d'un médecin inspecteur exerçant, en demande autant que de praticiens dans la localité thermale. Il n'y a donc pas incompatibilité, et M. Guérin se trahit lui-même.

Ce qui n'est pas nécessaire, c'est que le médecin-inspecteur soit minéralogiste, hydrologue, etc. Il a des fonctionnaires spéciaux à sa disposition. L'ingénieur des mines est là pour examiner si les idées de l'inspecteur, les améliorations qu'il indique, les travaux qu'il propose, sont possibles et comment ils le sont. L'ingénieur des mines ne peut pas plus être médecin que celui-ci ingénieur des mines. Il n'est pas indispensable qu'un chirurgien soit fabricant d'instruments de chirurgie, ni celui-ci chirurgien. Ils concourent au même résultat, chacun dans son ordre. On dirait vraiment d'un parti pris de paradoxes et de contre-sens !

Les véritables sociétés entre médecins dans les stations thermales, indépendamment des conseils de discipline dont j'ai parlé, devraient être des sociétés de clinique thermale, dans lesquelles les confrères d'une même station se communiqueraient le résultat de leurs observations, les vérifieraient et les féconderaient les unes par les autres en les discutant.

Le médecin inspecteur trouverait dans ces réunions une ample moisson ajoutée à la sienne pour l'étude des grandes questions que j'ai soulevées plus haut. Le profit qu'il en tirerait pour ses rapports au ministre et à l'Académie, n'enlè=

verait rien à ses confrères de leurs observations et de leur
travail personnel. Ils en resteraient propriétaires, et ils les
publieraient d'autant plus originalement, sous leur nom
propre, que l'inspecteur aurait dû signaler déjà sous peine
de forfaiture facile à dénoncer, la source individuelle de
tous ces documents, et les faire récompenser selon leur
mérite.

Je finis par un dernier vœu, et c'est au Comité consultatif
d'hygiène publique que je l'adresse.

Qu'il ne fasse jamais que de bons choix, d'honorables
présentations au double point de vue de la dignité de l'homme
et de la capacité du médecin ; des choix et des présentations
qui aient toujours l'approbation du corps médical et de l'A-
cadémie, même officiellement.

Que sur les trois candidats présentés, le ministre nomme
toujours le premier, et ne nomme jamais en dehors.

Le Comité d'hygiène rendra par là un grand service à la
médecine thermale qu'il rehaussera, à la science des maladies chroniques qu'il agrandira, aux établissements d'eaux
minérales qui lui en seront reconnaissants, car ils n'ont jamais sérieusement demandé l'abolition de l'autorité et de la
protection inspectorales exercées par un médecin que l'État
choisira parmi les notabilités médicales éprouvées, au contraire.

Le Comité d'hygiène doit être certain alors que, si contre
toute bonne administration de la chose publique, l'institution
qu'il protége venait à disparaître, une triste expérience for-
cerait bientôt à la relever.